Dr. P. Veeramuthumari
Dr. Subramanian Anjanapriya

Identification du polymorphisme du gène CTLA-4 dans l'hyperthyroïdie des tombes

Dr. P. Veeramuthumari
Dr. Subramanian Anjanapriya

Identification du polymorphisme du gène CTLA-4 dans l'hyperthyroïdie des tombes

Guide de recherche

ScienciaScripts

Imprint
Any brand names and product names mentioned in this book are subject to trademark, brand or patent protection and are trademarks or registered trademarks of their respective holders. The use of brand names, product names, common names, trade names, product descriptions etc. even without a particular marking in this work is in no way to be construed to mean that such names may be regarded as unrestricted in respect of trademark and brand protection legislation and could thus be used by anyone.

Cover image: www.ingimage.com

This book is a translation from the original published under ISBN 978-620-5-51039-1.

Publisher:
Sciencia Scripts
is a trademark of
Dodo Books Indian Ocean Ltd. and OmniScriptum S.R.L Publishing group
Str. Armeneasca 28/1, office 1, Chisinau MD-2012, Republic of Moldova, Europe
Printed at: see last page
ISBN: 978-620-5-38654-5

Copyright © Dr. P. Veeramuthumari, Dr. Subramanian Anjanapriya
Copyright © 2022 Dodo Books Indian Ocean Ltd. and OmniScriptum S.R.L Publishing group

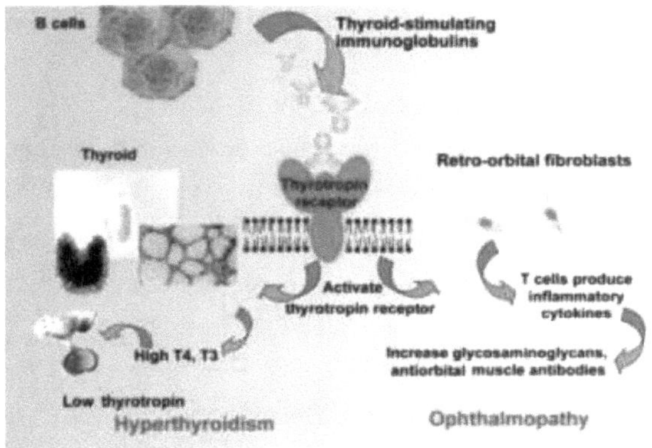

IDENTIFICATION DU POLYMORPHISME DU GÈNE CTLA-4 DANS L'HYPERTHYROÏDIE DES GRAVES

Guide de recherche

Ce livre est conçu comme un ouvrage de référence pour les chercheurs dans le domaine de la biologie.

Le présent ouvrage est le fruit des résultats de l'identification du polymorphisme du gène CTLA-4 dans l'hyperthyroïdie des graves, expliqués en détail par l'auteur. L'objectif du livre est de fournir une introduction complète au sujet de la biologie qui est très utile pour les chercheurs. En préparant le texte, l'auteur a pris soin de présenter les sujets d'une manière cohérente, simple et directe.

Cet ouvrage est divisé en six parties : **INTRODUCTION, MÉTHODOLOGIE, RÉSULTATS, DISCUSSION, RÉFÉRENCES et ANNEXES**. Nous avons pris beaucoup de plaisir à préparer ce livre, y compris les sous-chapitres. Ma vision de ce livre est qu'il soit élaboré avec plus de technologie des matériaux et qu'il soit le guide complet pour le **polymorphisme du gène CTLA-4**.

Nous sommes reconnaissants envers Dieu et nos parents. Nous remercions également notre collège pour son soutien total à la publication de ce livre.

TABLE DES MATIÈRES

CHAPITRE 1

1 INTRODUCTION

La thyroïde est une glande en forme de papillon composée de 2 lobes encapsulés, situés de part et d'autre de la trachée, et juste en dessous du cartilage du cricoïde. Ces lobes sont reliés par un isthme fin et sont composés de follicules thyroïdiens sphériques, qui contiennent l'hormone sous forme colloïdale. La T3 et la T4 sont des hormones actives sécrétées sous le contrôle de la TSH. La T3 est 3 à 4 fois plus puissante que la T4. Elle participe à la croissance et au développement normaux des enfants, à la régulation de la température, au métabolisme, à la production d'énergie et à l'intelligence des enfants et des adultes. Elle assure une croissance et un développement normaux du système nerveux. **(Guyton. 1991)**.

Chez les homéothermes, les hormones thyroïdiennes régulent la BMR et son responsables du maintien d'une température corporelle élevée et constante. La plupart des hormones thyroïdiennes circulant dans le sang sont liées à des protéines de transpor telles que la TBG (Thyroxine binding globulin). La pré-albumine liant la thyroxine TBPA (0-15%) et l'albumine (15 - 20%) **(Darras *et.al.,* 2004)**.

La fourchette normale de T4 est de 77-155 nmol/L (6-12 pg/dl), de T3 est de 1,2-2,8 nmol/L (78 - 182 ng/dl), et de TSH est de 0,3-4,0mU/L). Si les niveaux d'hormones sont supérieurs ou inférieurs à la fourchette normale, cela entraîne une hyperthyroïdie ou une hypothyroïdie. **(Kinjo *et.al.,* (2000. Hypothyroïdie** - Thyroïdie de Hashimoto (hypothyroïdie la plus courante) et hypothyroïdie congénitale. **Hyperthyroïdie -** maladie de Graves (hyperthyroïdie la plus courante), thyroïdite du post-partum et thyrotoxicose factice. L'hyperthyroïdie entraîne également un certain nombre de complications telles que des problèmes cardiaques, des os fragiles (ostéoporose), des problèmes oculaires (opthalmophatie de Graves), une peau rouge et gonflée (maladie de Graves) et une crise thyrotoxique.

L'**hypothyroïdie** se caractérise par une glande thyroïde peu active qui produit des taux réduits d'hormones thyroïdiennes ("hypo" signifie inférieur à la normale.

L'hypothyroïdie touche près de 2 % de la population, mais elle est beaucoup plus fréquente dans certains groupes. Par exemple, les femmes sont plus susceptibles de souffrir d'hypothyroïdie que les hommes, et l'incidence augmente avec l'âge. Les patients souffrant d'hypothyroïdie peuvent présenter divers symptômes, notamment une prise de poids, une intolérance au froid, un goitre (hypertrophie de la thyroïde), une peau sèche et rugueuse, de la fatigue, de la constipation, une diminution du rythme cardiaque, une mauvaise mémoire ou une dépression.

La cause la plus **fréquente d'hypothyroïdie est la thyroïdite de Hashimoto**, une maladie auto-immune de la thyroïde dans laquelle l'organisme développe des auto-anticorps qui attaquent et détruisent le tissu thyroïdien. La thyroïde endommagée est donc incapable de produire des quantités adéquates d'hormones thyroïdiennes et l'individu devient hypothyroïdien. L'hypothyroïdie est également le résultat final des traitements de l'hyperthyroïdie (comme dans la maladie de Grave ou le cancer de la thyroïde) lorsque la thérapie implique l'ablation chirurgicale ou l'ablation de la thyroïde avec des isotopes radioactifs **(Donner *et.al.*, 1997).**

L'hypothyroïdie congénitale, dans laquelle l'enfant naît sans glande thyroïde ; un enfant sur 4 000 est concerné. Par ailleurs, une affection transitoire connue sous le nom de thyroïdite post-partum provoque une hypothyroïdie chez les femmes dans les 12 mois suivant la naissance d'un enfant. On estime qu'entre 5 et 5 % de toutes les femmes enceintes développeront une thyroïdite post-partum. L'état de dépression souvent surnommé "blues du post-partum" peut en fait être le résultat d'une fonction thyroïdienne anormale chez ces femmes.

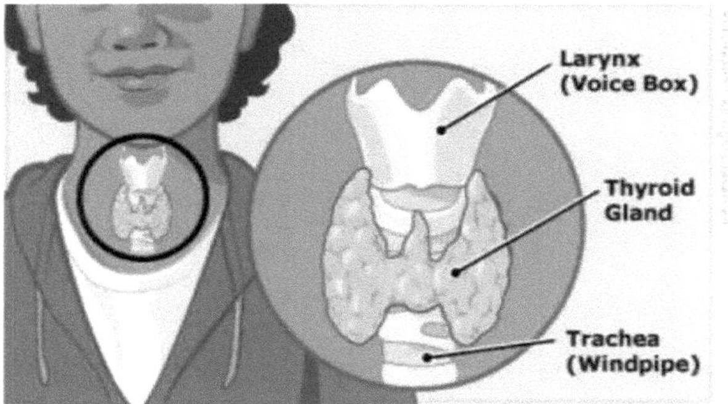

Nodules thyroïdiens hyperfonctionnels (adénome toxique, goitre multinodulaire toxique, maladie de Plummer) Cette forme d'hyperthyroïdie survient lorsqu'un ou plusieurs adénomes de la thyroïde produisent trop de thyroxine. Un adénome est une partie de la glande qui s'est isolée du reste de la glande, formant des grosseurs non cancéreuses (bénignes) qui peuvent provoquer une hypertrophie de la thyroïde. Tous les adénomes ne produisent pas un excès de thyroxine, et les médecins ne savent pas exactement ce qui pousse certains à produire trop d'hormones.

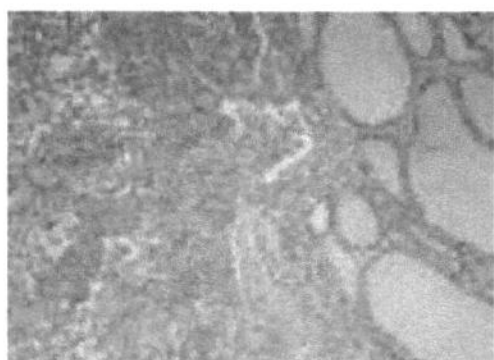

Thyroïdite La glande thyroïde peut parfois s'enflammer pour des raisons inconnues L'inflammation peut provoquer une fuite dans le sang de l'excès d'hormones thyroïdiennes stockées dans la glande. Un type rare de thyroïdite, appelé thyroïdite subaiguë, provoque des douleurs dans la glande thyroïde. D'autres types sont indolores et peuvent parfois survenir après une grossesse (thyroïdite post-partum).

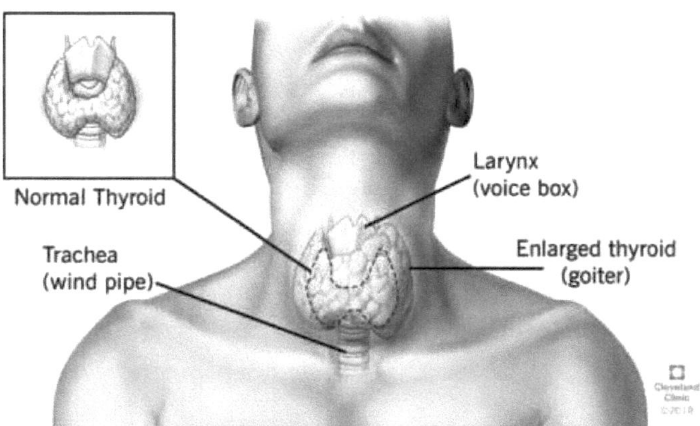

Opthamophatie de Graves (GO) Il arrive qu'un problème peu courant appelé GO affecte les yeux. Dans ce cas, les globes oculaires dépassent leur orbite protectrice normale lorsque les tissus et les muscles situés derrière les yeux gonflent, poussant les globes oculaires vers l'avant au point de les faire sortir de leur orbite. La surface frontale des globes oculaires peut alors devenir très sèche. Parmi les autres signes et symptômes, citons les yeux rouges ou gonflés, un larmoiement excessif ou une gêne dans un œil ou les deux, une sensibilité à la lumière, une vision floue ou double, une inflammation ou une réduction des mouvements oculaires **(Mayo. 2006).**

Thyroïdite lymphocytaire et post-partum La thyroïdite lymphocytaire et la thyroïdite post-partum (lymphocytaire subaiguë) sont des causes inflammatoires transitoires d'hyperthyroïdie qui, au stade aigu, peuvent être cliniquement impossibles à distinguer de la maladie de Basedow. La thyroïdite du post-partum peut se manifester chez 5 à 10 % des femmes dans les trois à six mois qui suivent l'accouchement. Une hypothyroïdie transitoire survient souvent avant la résolution.

La forme la plus courante d'hyperthyroïdie est la **maladie de Basedow (GD),** une maladie auto-immune dans laquelle les anticorps produits par le système immunitaire stimulent la glande thyroïde pour produire un excès de thyroxine. Normalement, le système immunitaire utilise des anticorps pour aider à se protéger contre les virus, les bactéries et autres substances étrangères qui envahissent l'organisme. Dans le cas du GD, il arrive que le tissu situé derrière les yeux et la peau des jambes inférieures soient recouverts d'un éclat. Bien que la cause exacte de la maladie de Glasgow ne soit pas connue, plusieurs facteurs, dont une prédisposition génétique, sont susceptibles d'être impliqués.

La MG est une maladie auto-immune hétérogène spécifique d'un organe, associée à une anomalie des lymphocytes T, qui affecte la thyroïde, les yeux et la peau. La MG est une maladie multifactorielle qui se développe à la suite d'une interaction complexe entre les gènes de susceptibilité génétique et les facteurs environnementaux **(Bednarczuk *et.al.,* 2003).** L'antigène des leucocytes humains (HLA) et la molécule 4 associée aux lymphocytes T cytotoxiques (CTLA-4) sont des gènes de susceptibilité. Le gène CTLA-4 joue un rôle important dans le développement du GD, il est situé sur le **chromosome 2q33.**

CTLA-4 est une molécule de co-stimulation médiée par l'interaction CD28/B7, qui est exprimée sur les lymphocytes T activés et est un important régulateur négatif de l'activation des cellules T et médiateur de l'apoptose. Le produit du gène CTLA-4 est une molécule de surface des cellules T qui se lie à la molécule B7 sur les APC. L'expression du gène CTLA-4 peut affecter le cours du processus immunitaire en cours. **(Vaidya *et.al.,* 1999)** L'anticorps du récepteur de la TSH (TRAb) provoque l'hyperthyroïdie de Graves. La GD entrera en rémission pendant le traitement par des médicaments antithyroïdiens (ATD).

La rémission de la GD est prédite par une diminution régulière des TRAb pendant le traitement ATD. Les anticorps stimulant la thyroïde et les Ig inhibant la fixation de la TSH ont été mesurés comme TRAb.

Les TRAb ont été mesurés en tant qu'anticorps stimulant la thyroïde (TSAb) et immunoglobuline inhibitrice de la fixation de la TSH (TBII). Les TRAb ont été utilisés pour diagnostiquer la maladie de Basedow et pour suivre les patients atteints de cette maladie **(Kinjo *et.al.,* 2002). Le** traitement de la maladie de Basedow peut impliquer une intervention chirurgicale, l'utilisation d'iode radioactif ou l'utilisation d'ATD comme le propylthiouracile, le méthimazole et le carbimazole.

Le polymorphisme nucléotidique simple (SNP) A/G en position 49 (exon 1, codon 17) du gène CLTA4 entraîne une substitution Thr/ Ala et peut être un marqueur fonctionnel associé. Il a été démontré qu'il est associé à l'EDG chez les enfants caucasiens, japonais, coréens, tunisiens et chinois de Hong Kong. **(Wang *et. al.,* 2003)**

1.1 Glande thyroïde, sécrétion d'hormones, régulation et fonction

L'anatomiste Thomas Wharton a identifié pour la première fois la glande thyroïde en 1656, dont le nom est également éponyme dans le conduit de la glande submandibulaire de Wharton. L'hormone thyroïdienne ou thyroxine n'a été identifiée qu'au 19th siècle. Les hormones thyroïdiennes, la thyroxine (T4) et la triiodothyronine (T3) sont des hormones à base de tyrosine produites par la glande thyroïde. **Benvenga *et.al.,* (2001).**

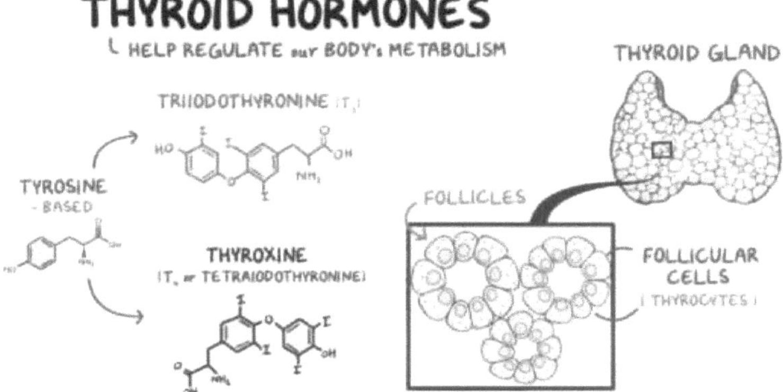

L'iode est un composant important de la synthèse. La principale forme d'hormone thyroïdienne présente dans le sang est la thyroxine (T4). Le rapport entre la T4 et la T3 libérées dans le sang est d'environ 20 : 1.La thyroxine est convertie en T3 active dans les cellules par la déiodinase (5' - iodinase), qui est trois à quatre fois plus puissante que la T4. Ces dernières sont ensuite traitées par décarboxylation et déiodination pour produire l'iodothyronamine (Tia) et la Thyronamine (Toa).

Peeters *et.al.,* (2006) ont expliqué que la thyroxine (3,5,3'5' - tétraiodothyronine) est produite par les cellules folliculaires de la glande thyroïde. Elle est produite sous forme de thyroglobuline, qui est clivée par des enzymes pour produire de la T4 active. La thyroxine est produite par la fixation d'atomes d'iode aux structures cycliques des molécules de thyrosine. La thyroxine contient 4 atomes d'iode. La triiodothyronine est identique à la T4, mais elle contient un atome d'iode de moins par molécule. L'iode est activement absorbé par la circulation sanguine et se concentre dans les follicules thyroïdiens, via une réaction avec l'enzyme thyroperoxydase. L'iode est lié de manière covalente aux résidus de tyrosine dans les molécules de thyroglobuline, formant la monoiodotyrosine (MIT) et la diiodotyrosine (DIT). La liaison de deux fractions de DIT produit la thyroxine. La combinaison d'une particule de MIT et d'une particule de DIT produit la triiodothyronine.

- MIT + DIT = Triiodothyronine ⟶ T3
- DIT + DIT = Thyroxine ⟶ T4

Les protéases digèrent la thyroglobuline iodée, libérant ainsi les hormones T4 et T3 qui sont des agents biologiquement actifs au cœur de la régulation métabolique. La T4 est convertie selon les besoins dans les tissus par les déiodinases. Une déficience en déiodinase peut mimer une carence en iode. La T3 est plus puissante que la T4 et constitue la forme finale de l'hormone, bien qu'elle soit présente en moindre quantité que la T4. Dans les régions du monde où l'alimentation manque d'iode, la glande thyroïde peut être hypertrophiée, d'où les cols gonflés du goitre endémique. L'iode est essentiel à la production de la thyroxine, qui contient 4 atomes d'iode. **(Franklyn *et.al.*, 1998).**

La production de thyroxine est régulée par la thyréostimuline (TSH), qui est libérée par l'hypophyse antérieure **Franklyn *et.al.*, (1998).** La thyroïde et les thyrotrophes forment une boucle de rétroaction négative. La production de TSH est supprimée lorsque les niveaux de T4 sont élevés et vice versa. La production de TSH elle-même est modulée par l'hormone de libération de la thyrotropine, qui est produite par l'hypothalamus et sécrétée à un taux accru dans des situations telles que le froid (dans lesquelles un métabolisme accéléré produirait plus de chaleur). La production de TSH est émoussée par la somatostatine (SRIH), l'augmentation des niveaux de glucocorticoïdes et d'hormones sexuelles (œstrogène et testostérone), et une concentration trop élevée d'iodure dans le sang **(Franklyn *et.al.*, 1998).**

• L'hormone thyroïdienne agit sur l'organisme en augmentant le métabolisme de base, en affectant la synthèse des protéines et en augmentant la sensibilité de l'organisme aux catécholéfines (comme l'adrénaline).

• Les hormones thyroïdiennes sont essentielles au bon développement et à la différenciation de toutes les cellules du corps humain.

• Ces hormones (T3 et T4) régulent également le métabolisme des protéines, des graisses et des glucides,

• Les thyronamines - mécanisme inconnu d'inhibition de l'activité neuronale - jouent un rôle important dans les cycles d'hibernation des mammifères. L'effet de l'administration des thyronamines est une chute sévère de la température corporelle. **(Besser *et.al.*, 1994).**

Il a été démontré que la prévalence de l'hypothyroïdie et de l'hyperthyroïdie (99 %) résulte de troubles affectant la glande thyroïde elle-même **(O'Reilly *et.al.*, 2005)**. Les cellules sécrétrices de TSH de l'antéhypophyse répondent aux changements des concentrations d'hormones thyroïdiennes circulantes. Dans l'hypothyroïdie primaire, l'hypophyse réagit à la carence en hormones thyroïdiennes circulantes en augmentant sa production de TSH. Ainsi, une concentration sérique élevée de TSH permet de diagnostiquer une hypothyroïdie primaire.

Inversement, si la production thyroïdienne de T4 et T3 est augmentée, la production hypophysaire de TSH sera supprimée. **Gaw *et al.* (1995)** ont rapporté que la fonction thyroïdienne est le contrôle par rétroaction négative que la T4 (thyroxine) et la T3 (tri-iodothyronine) exercent sur la sécrétion de TSH (thyroid stimulating hor,none) par l'hypophyse. Ainsi, dans l'hyperthyroïdie primaire, la concentration sérique de TSH est faible car sa production est supprimée par les concentrations élevées de T4 et de T3. Dans l'hypothyroïdie primaire, la concentration sérique de TSH est élevée en raison de l'absence de l'inhibition normale de sa production par la T4 et la T3.

1.2 Maladie de la glande thyroïde (Roti *et.al.*, (1992)

L'hyper- et l'hypo-fonctionnement touchent environ 2 % de la population.

- Hypothyroïdie (sous-activité)

✓ Thyroïdite de Hoshimoto / thyroïdite

✓ Thyroïdite d'Ord

✓ Hypothyrodisme postopératoire

✓ Thyroïdite du post-partum

✓ Thyroïdite silencieuse

✓ Thyroïdite aiguë

✓ Hypothyroïdie lactogène

- Hyperthyroïdie (hyperactivité)

✓ Tempête thyroïdienne

Maladie de Graves-B Basedow

✓   Nodule thyroïdien toxique

✓   Struma nodulaire toxique (maladie de Plummer)

✓   Hashitoxicose

✓   Hyperthyroïdie lactogène

✓   Thyroïdite de Quervain (inflammation débutant par une hyperthyroïdie, pouvant se terminer par une hypothyroïdie)

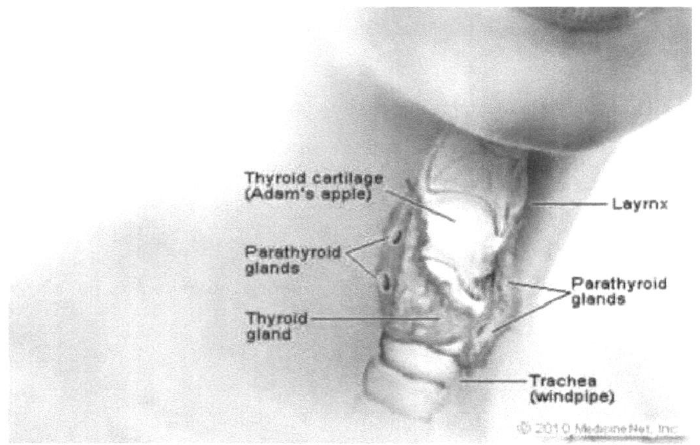

- Problèmes anatomiques

Goitre

✓   Goitre endémique

✓   Goitre diffus

✓   Goitre multinodulaire

✓   Thyroïde linguale

✓   Kyste du canal thryoglosse

   •   Tumeurs

   o   Adénome thyroïdien

   o   Cancer de la thyroïde

   ✓   Papillaire

- ✓ Folliculaire
- ✓ Médullaire
- ✓ Anaplasique

- • Lymphomes et métastases (rare)
- • Déficiences
- ✓ Crétinisme

1,3 Thyroïdite lymphocytaire chronique

Slatosky *et.al.* *,(2000').* ***La*** **thyroïdite lymphocytaire chronique (thyroïdite de Hashimoto)** est l'affection inflammatoire de la glande thyroïde la plus courante et la cause la plus fréquente de goitre aux États-Unis. Il s'agit d'une affection auto-immune caractérisée par des titres élevés d'anticorps circulants contre la peroxydase thyroïdienne et la thyroglobuline. La thyroïdite lymphocytaire chronique est la cause la plus fréquente d'hypothyroïdie aux États-Unis, et les personnes euthyroïdiennes atteintes de la maladie de Hashimoto développent une hypothyroïdie à un taux d'environ 5 % par an. Jusqu'à 95 % des cas de thyroïdite lymphocytaire chronique surviennent chez des femmes, généralement âgées de 30 à 50 ans.[5] La thyroïdite lymphocytaire chronique est également la cause la plus fréquente de goitre sporadique chez les enfants. L'incidence de la maladie de Hashimoto a augmenté de façon exponentielle au cours des 50 dernières années, et cette augmentation pourrait être liée à l'augmentation de la teneur en iode du régime alimentaire nord-américain.

Il existe une prédisposition génétique à l'auto-immunité de la thyroïde ; elle est héritée comme un trait dominant. La maladie de Hashimoto a été liée à d'autres maladies auto-immunes, notamment le lupus érythémateux systémique, la polyarthrite rhumatoïde, l'anémie pernicieuse, le diabète sucré et le syndrome de Sjögren. Une complication rare mais grave de la thyroïdite chronique auto-immune est le lymphome thyroïdien. Ces lymphomes, généralement à cellules B, de type non hodgkinien, ont tendance à se manifester chez les femmes âgées de 50 à 80 ans et sont généralement limités à la glande thyroïde.

1.4 Différenciation des thyroïdites (**Dayan** *et.al.***, 1996**)

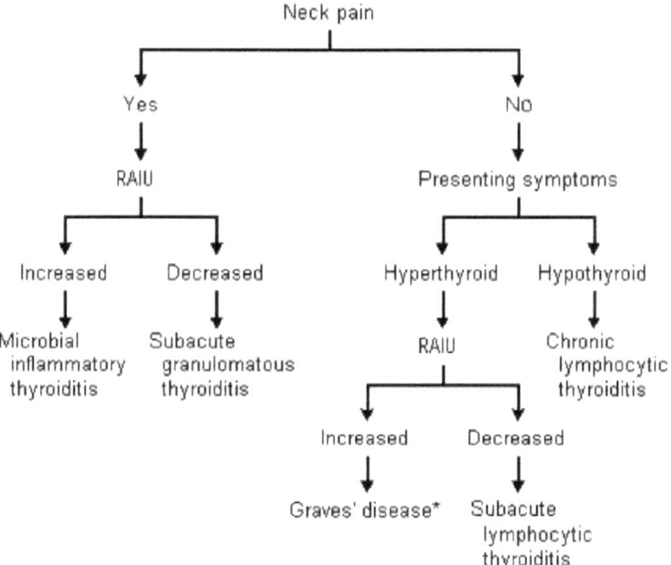

LES MANIFESTATIONS CLINIQUES DES SOUS-TYPES DE THYROÏDITE :

Subtype	Etiology	Neck pain	RAIU	TSH	T_4	Thyroid autoantibodies
Chronic lymphocytic (Hashimoto's	Autoimmune	No	Variable	Variable	Variable	Present
Subacute granulomatous	Viral	Yes	Decreased	Decreased	Increased	Absent
Subacute lymphocytic	Autoimmune	No	Decreased	Decreased	Increased	Present
Microbial inflammatory	Bacterial, fungal, parasitic	Yes	Variable	Normal	Normal	Absent
Hashitoxicosis	Autoimmune	No	Decreased	Decreased	Increased	Present
Invasive fibrous	Unknown	No	Variable	Normal	Normal	Variable

(**Slatosky** *et.al.***, 2000**)

1,5 MALADIE DE GRAVES

La maladie de Graves est la cause la plus fréquente d'hyperthyroïdie, représentant 60 à 80 % de tous les cas. Il s'agit d'une maladie auto-immune causée par un anticorps, actif contre le récepteur de la thyréostimuline (TSH), qui stimule la glande à synthétiser et à sécréter un excès d'hormones thyroïdiennes. Elle peut être familiale et associée à d'autres maladies auto-immunes. Une ophtalmopathie infiltrante accompagne la maladie de Graves chez environ 50 % des patients.

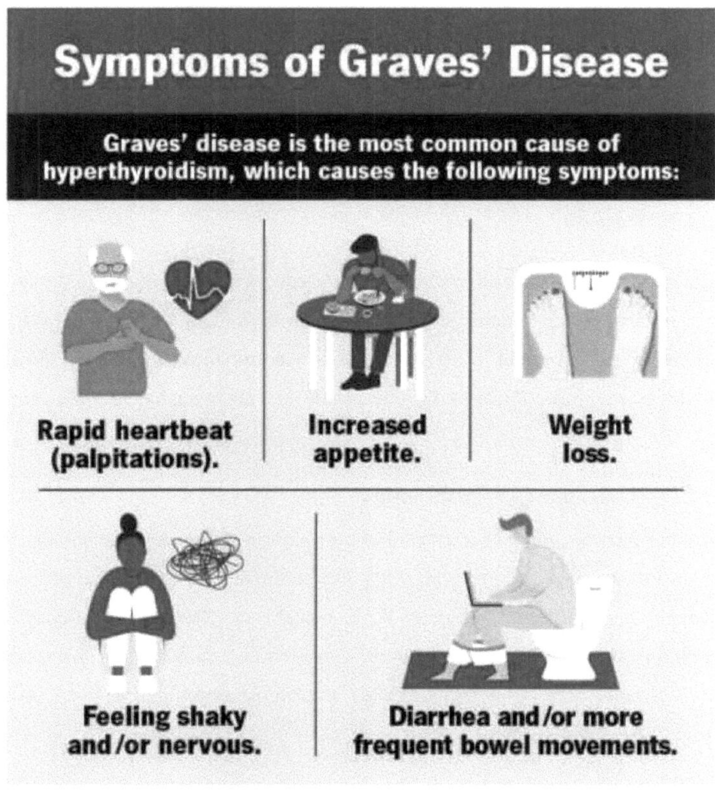

1.6 GOITRE MULTINODULAIRE TOXIQUE

Le goitre multinodulaire toxique est à l'origine de 5 % des cas d'hyperthyroïdie aux États-Unis et peut être 10 fois plus fréquent dans les régions déficitaires en iode. Il survient généralement chez des patients de plus de 40 ans présentant un goitre de longue date, et son apparition est plus insidieuse que celle de la maladie de Basedow.

1.7 *ADÉNOME TOXIQUE*

Les adénomes toxiques sont des nodules fonctionnant de manière autonome que l'on trouve le plus souvent chez les jeunes patients et dans les zones déficientes en iode.

1.8 *Thyroïdite*

Subaiguë. La **thyroïdite subaiguë se** traduit par une apparition brutale de symptômes thyrotoxiques en raison de la fuite d'hormones d'une glande enflammée. Elle fait souvent suite à une maladie virale. Les symptômes disparaissent généralement en huit mois. Cette affection peut être récurrente chez certains patients.

1.9 *Tumeurs*

Parmi les causes rares d'hyperthyroïdie figurent le cancer métastatique de la thyroïde, les tumeurs ovariennes qui produisent des hormones thyroïdiennes (struma ovarii), les tumeurs trophoblastiques qui produisent de la gonadotrophine chorionique humaine et activent des récepteurs de TSH très sensibles, et les tumeurs hypophysaires sécrétant de la TSH.

1.10 *Lymphocytaire et post-partum*

La thyroïdite lymphocytaire et la thyroïdite post-partum (lymphocytaire subaiguë) sont des causes inflammatoires transitoires d'hyperthyroïdie qui, au stade aigu, peuvent être cliniquement impossibles à distinguer de la maladie de Basedow. La thyroïdite du post-partum peut se manifester chez 5 à 10 % des femmes dans les trois à six mois qui suivent l'accouchement. Une hypothyroïdie transitoire se produit souvent avant la résolution. **(Tajiri *et.al.*, 1990).**

1.11 *Diagnostic des maladies*

Le traitement approprié de l'hyperthyroïdie dépend de la reconnaissance des signes et symptômes de la maladie et de la détermination de l'étiologie. La cause la plus fréquente de l'hyperthyroïdie est la maladie de Graves. Les autres causes fréquentes sont la thyroïdite, le goitre multinodulaire toxique, les adénomes toxiques et les effets secondaires de certains médicaments. Le bilan diagnostique commence par un dosage de l'hormone thyréostimulante. Lorsque les résultats du test sont incertains, la mesure de la captation de radionucléides permet de distinguer les causes possibles. La maladie de Basedow, le goitre multinodulaire toxique et l'adénome toxique peuvent être traités par l'iode radioactif, les médicaments antithyroïdiens ou la chirurgie. La thyroïdectomie est une option lorsque les autres traitements échouent ou sont contre-indiqués, ou lorsque le goitre provoque des symptômes compressifs. De nouvelles thérapies sont à l'étude. Une attention particulière doit être accordée au traitement des patientes enceintes ou qui allaitent, ainsi qu'à celles qui souffrent d'ophtalmopathie de Graves ou d'hyperthyroïdie induite par l'amiodarone. Les désirs des patients doivent être pris en compte pour décider du traitement approprié, et une surveillance étroite est essentielle. **O'Reilly *et al.* (2005)** ont déclaré que les tests biochimiques de la fonction thyroïdienne aident au diagnostic et au suivi de l'hyperthyroïdie et de l'hypothyroïdie, qui sont parmi les problèmes endocriniens les plus courants rencontrés dans la pratique clinique. Ce qui est mesuré dans un test de la fonction thyroïdienne varie d'un laboratoire de biochimie clinique à l'autre. Une demande de tests de la fonction thyroïdienne comprendra généralement la mesure de la thyréostimuline (TSH) sérique et une estimation du statut de la thyroxine (T4) (soit la concentration totale de T4, soit la concentration de T4 libre dans un échantillon de sérum) comme examens de première ligne. La concentration sérique de triiodothyronine (T3) ou de T3 libre et une certaine mesure de la fixation des hormones thyroïdiennes dans le plasma (soit la concentration de T4 libre, soit la concentration de globuline fixant les hormones thyroïdiennes) peuvent également être nécessaires dans l'évaluation d'un patient souffrant d'une maladie thyroïdienne.

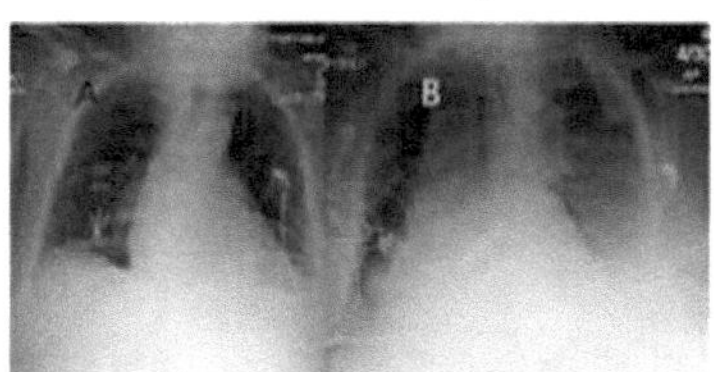

1.12 Traitement de l'hyperthyroïdie

Le traitement de l'hyperthyroïdie dépend de la cause et de la gravité de la maladie, ainsi que de l'âge du patient, de la taille du goitre, des affections comorbides et des souhaits de traitement. L'objectif du traitement est de corriger l'état hypermétabolique avec le moins d'effets secondaires possible et la plus faible incidence d'hypothyroïdie. Les bêta-bloquants et les iodures sont utilisés comme adjuvants au traitement. Les médicaments antithyroïdiens, l'iode radioactif et la chirurgie sont les principales options de traitement de l'hyperthyroïdie persistante ; chaque thérapie peut donner des résultats satisfaisants si elle est correctement utilisée (**Mengel *et.al.*, (2001).**

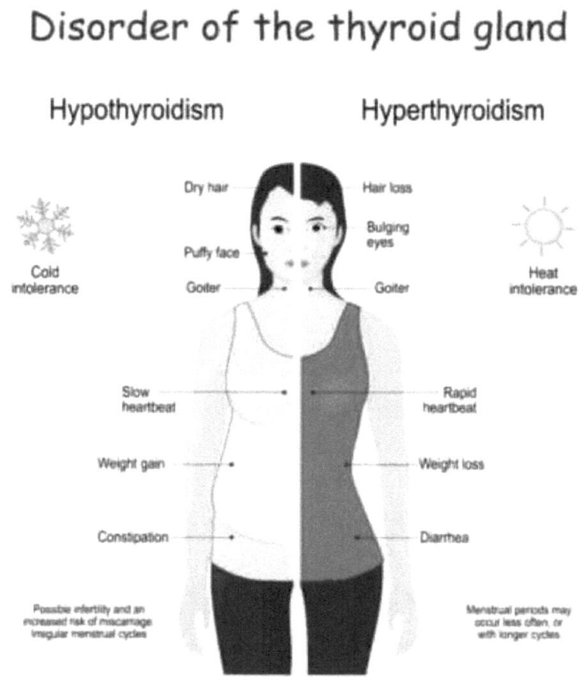

Disorder of the thyroid gland

Les médicaments appelés thionamides sont couramment utilisés pour traiter une thyroïde hyperactive. Ils empêchent la thyroïde de produire des hormones en excès. Les principaux types utilisés sont le **carbimazole et le propylthiouracile.** Vous devrez généralement prendre le médicament pendant 1 à 2 mois avant de constater un quelconque bénéfice.

- L'iode radioactif. Pris par voie orale, l'iode radioactif est absorbé par la glande thyroïde, où il provoque un rétrécissement de la glande. ...
- Les médicaments antithyroïdiens. ...
- Bêta-bloquants. ...
- Chirurgie (thyroïdectomie).

LES MÉDICAMENTS UTILISÉS POUR TRAITER L'HYPERTHYROÏDIE

Type	Drug	Side Effects	Comments
Thonamides	Carbimazole Methimazole Propylthiouracil	Allergic reactions (usually skin rashes); nausea; loss of taste; infection (rare due to a low white blood cell count; liver dysfunction	Decrease the production of thyroid hormone
Nonmetallic elements	Iodine	Skin rash	Decrease the production and release of thyroid hormone
Radioactive isotope	Radioactive iodine	Cause hypothyroidism	Destroys the thyroid gland
Beta - blockers	Atenolol Metoprolol Propranolol	In people with respiratory disease, may cause wheezing can cause worsening of organs peripheral vascular disease and depression; may reduce blood pressure (hypotension)	Block may of the stimulating effects of excess thyroid hormone on other organs

(Torring *et.al.*, 1996)

1,13 Bêta-bloquants

Dale *et.al.*, (2001) Les bêta-bloquants offrent un soulagement rapide des symptômes adrénergiques de l'hyperthyroïdie tels que les tremblements, les palpitations, l'intolérance à la chaleur et la nervosité. Le propranolol (Inderal) a été le plus largement utilisé, mais d'autres bêta-bloquants peuvent être employés. **Burggraaf**

et.al., **(2001). Les** bêta-bloquants non sélectifs, comme le propranolol, sont préférés car ils ont un effet plus direct sur l'hypermétabolisme. Le traitement par le propranolol doit être initié à raison de 10 à 20 mg toutes les six heures. La dose doit être augmentée progressivement jusqu'à ce que les symptômes soient contrôlés. Dans la plupart des cas, une posologie de 80 à 320 mg par jour est suffisante. Les inhibiteurs calciques tels que le diltiazem (Cardizem) peuvent être utilisés pour réduire la fréquence cardiaque chez les patients qui ne peuvent pas tolérer les bêtabloquants.

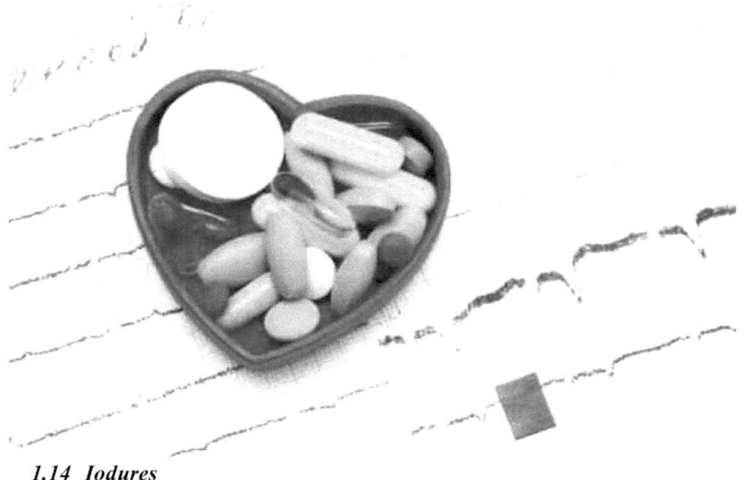

1.14 Iodures

Andrade *et al.* **(2001)** ont signalé que les iodures bloquent la conversion périphérique de la thyroxine (T4) en triiodothyronine (T3) et inhibent la libération de l'hormone. Les iodures sont également utilisés comme traitement d'appoint avant une chirurgie non thyroïdienne d'urgence, si les bêtabloquants sont incapables de contrôler l'hyperthyroïdie, et pour réduire la vascularisation de la glande avant une chirurgie pour la maladie de Basedow.

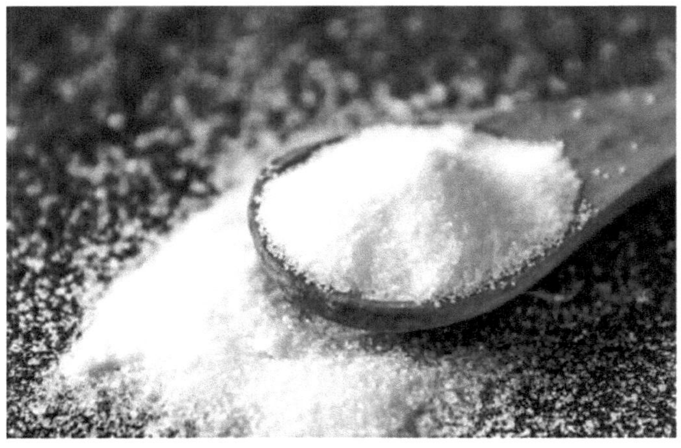

Les iodures ne sont pas utilisés dans le traitement de routine de l'hyperthyroïdie en raison des augmentations paradoxales de la libération d'hormones qui peuvent se produire lors d'une utilisation prolongée. Les agents de contraste radiographiques à base d'iodure organique (par exemple, l'acide iopanoïque ou l'ipodate de sodium) sont utilisés plus fréquemment que les iodures inorganiques (par exemple, l'iodure de potassium). La posologie de l'un ou l'autre agent est de 1 g par jour pendant un maximum de 12 semaines.

1.15 Médicaments antithyroïdiens

Les médicaments antithyroïdiens (ATD) sont utilisés depuis plus d'un demi-siècle dans la prise en charge (traitement) de l'hyperthyroïdie, en particulier chez les patients atteints de diabète de type 1. Les ATD sont des molécules relativement simples connues sous le nom de thionamide, qui contiennent un groupe sulfhydryle et une fraction thiourée dans une structure hétérocyclique **(Cooper, 2005). (Besser *et.al.*, 1998) Il a** été démontré que le méthimazole, administré une fois par jour, présente des avantages par rapport au propylthiouracile, notamment une meilleure observance du traitement et une amélioration plus rapide des concentrations sériques de T4 et de T3. Le coût du méthimazole générique à faible dose est similaire à celui du propylthiouracile.

ANTITHYROID DRUGS

PROPYLTHIOURACIL & CARBIMAZOLE / METHIMAZOLE

	PROPYLTHIOURACIL	CARBIMAZOLE
POTENCY	LESS POTENT	MORE POTENT
PL. PROTEIN BINDING	HIGHER	LESSER
HALF-LIFE	1-2 hours	~ 6 hours
DURATION OF ACTION	4-8 hours	12-24 hours
DOSING FREQUENCY	2-4 TIMES DAILY	SINGLE (SOMETIMES 2 TIMES DAILY)
PERIPHERAL T4 → T3 CONVERSION	INHIBIT CONVERSION	DO NOT INHIBIT CONVERSION

L'ATD est utilisé de deux manières : comme :

- Traitement primaire de l'hyperthyroïdie.
- Traitement préparatoire avant une radiothérapie ou une chirurgie.

Torring *et al.* **(1996)** ont montré que les médicaments antithyroïdiens agissent principalement en interférant avec l'organification de l'iode, supprimant ainsi les niveaux d'hormones thyroïdiennes. Le méthimazole (Tapazole) et le propylthiouracile (PTU) sont les deux agents disponibles. Les taux de rémission varient en fonction de la durée du traitement, mais des taux de 60 % ont été rapportés lorsque le traitement est poursuivi pendant deux ans. Une rechute peut survenir chez jusqu'à 50 % des patients qui répondent initialement, quel que soit le régime utilisé. Un récent essai randomisé a indiqué que les rechutes étaient plus probables chez les patients qui fumaient, avaient de gros goitres ou des taux élevés d'anticorps stimulant la thyroïde à la fin du traitement.

1.16 Synthèse des hormones thyroïdiennes et mode d'action de l'atd

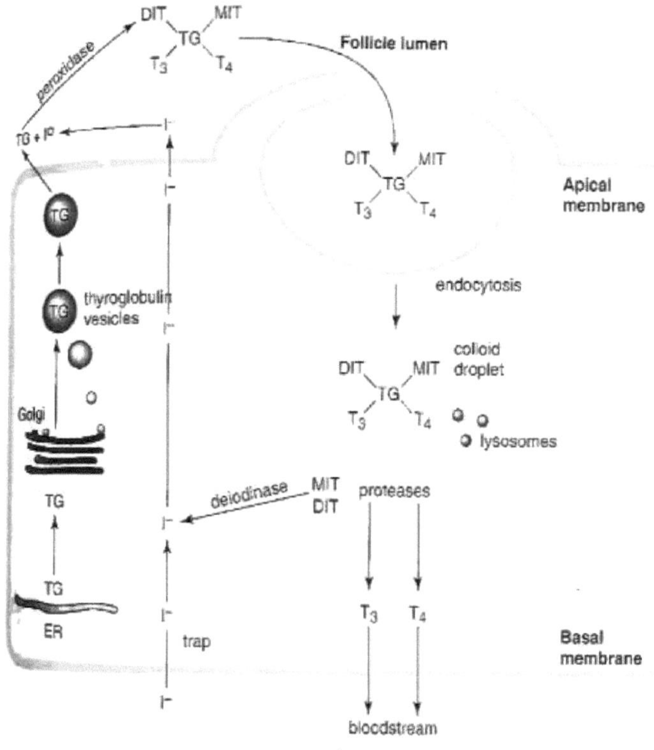

(Wing *et.al.*, 1994).

Le méthimazole est généralement le médicament de choix chez les patientes non enceintes en raison de son coût moins élevé, de sa demi-vie plus longue et de sa faible incidence d'effets secondaires hématologiques **(Tene *et.al.*, (2001).** La posologie de départ est de 15 à 30 mg par jour, et il peut être administré en conjonction avec un bêta-bloquant. Le bêtabloquant peut être réduit progressivement après quatre à huit semaines et le méthimazole ajusté, en fonction de l'état clinique et des taux mensuels de T4 libre ou de T3 libre, pour atteindre une dose d'entretien de 5 à 10 mg par jour pour l'euthyroïdie (c'est-à-dire des taux normaux de T3 et de T4). Une fois le traitement antithyroïdien arrêté, le patient doit être surveillé tous les trois mois pendant la première année, car les rechutes sont plus susceptibles de se produire pendant cette période, puis annuellement, car les rechutes peuvent survenir des années plus tard. En cas de rechute, il est généralement recommandé de recourir à l'iode radioactif ou à la chirurgie, bien que le traitement antithyroïdien puisse être repris.

1.13 Propylthiouracile

Le PTU est préférable pour les femmes enceintes car le méthimazole a été associé à de rares anomalies congénitales. La posologie initiale du PTU est de 100 mg trois fois par jour avec une posologie d'entretien de 100 à 200 mg par jour. L'objectif est de maintenir le taux de T4 libre au niveau supérieur de la normale **(Tene et.al., (2001).**

1.14 Iode radioactif

Torring *et al.* (1996) ont rapporté qu'aux Etats-Unis, l'iode radioactif est le traitement de choix pour la plupart des patients atteints de la maladie de Basedow et du goitre nodulaire toxique car il est peu coûteux, très efficace, facile à administrer et sûr. L'utilisation de l'iode radioactif chez les femmes en âge de procréer a suscité des réticences en raison du risque théorique de cancer de la thyroïde, de leucémie ou de dommages génétiques chez les futurs enfants. Le suivi à long terme des patients n'a pas validé ces préoccupations. Le traitement de l'hyperthyroïdie chez les enfants reste controversé, mais l'iode radioactif devient plus acceptable dans ce groupe.

Chez 15 % des patients, l'ophtalmopathie de Graves peut se développer ou être aggravée par l'utilisation d'iode radioactif. Comme le suggèrent **Torring *et al.* (1996),** l'utilisation de la prednisone, à raison de 40 à 80 mg par jour sur une période d'au moins trois mois, peut prévenir ou améliorer la maladie oculaire grave chez deux tiers des patients. L'iode radioactif à plus faible dose est parfois utilisé chez les patients atteints d'ophtalmopathie car l'hypothyroïdie post-traitement peut être associée à une exacerbation de la maladie oculaire. On observe que le tabagisme est un facteur de risque pour le développement et la progression de l'ophtalmopathie de Graves. **(Torring *et.al.,* 1996).**

1.15 Chirurgie

Progressivement, l'iode radioactif a remplacé la chirurgie pour le traitement de l'hyperthyroïdie, mais celle-ci peut encore être indiquée chez certains patients et est considérée comme sous-utilisée par certains chercheurs. Une thyroïdectomie subtotale est pratiquée le plus souvent. Cette chirurgie préserve une partie du tissu thyroïdien et réduit l'incidence de l'hypothyroïdie à 25 %, mais une hyperthyroïdie persistante ou récurrente survient chez 8 % des patients. La thyroïdectomie totale est réservée aux patients atteints d'une maladie grave ou de goitres de grande taille chez qui les récidives seraient très problématiques, mais elle comporte un risque accru d'hyperparathyroïdie et de lésions du nerf laryngé.

1.16 *Hyperthyroïdie induite par le traitement*
O'Reilly *et.al.,* (2001)

Induite par l'iode : L'hyperthyroïdie induite par l'iode peut survenir après l'ingestion d'un excès d'iode dans l'alimentation, l'exposition à des produits de contraste radiographiques ou la prise de médicaments. L'excès d'iode augmente la synthèse et la libération d'hormones thyroïdiennes chez les patients déficients en iode et chez les patients âgés présentant des goitres multinodulaires préexistants.

L'hyperthyroïdie induite par l'amiodarone : *L'*hyperthyroïdie induite par l'amiodarone (Cordarone) peut se retrouver chez jusqu'à 12 pour cent des patients traités, en particulier ceux des régions déficientes en iode, et se produit selon deux mécanismes. Comme l'amiodarone contient 37 % d'iode, le type I est une hyperthyroïdie induite par l'iode. L'amiodarone est la source la plus courante d'excès d'iode aux États-Unis. Le type II est une thyroïdite qui survient chez des patients dont les glandes thyroïdiennes sont normales. Des médicaments tels que l'interféron et l'interleukine-2 (aldesleukine) peuvent également provoquer le type II.

Induite par les hormones thyroïdiennes : *L'*hyperthyroïdie factice est causée par l'ingestion intentionnelle ou accidentelle de quantités excessives d'hormones thyroïdiennes. Certains patients peuvent prendre des préparations thyroïdiennes pour obtenir une perte de poids.

La maladie de Graves est la cause la plus fréquente d'hyperthyroïdie, représentant 60 à 80 % de tous les cas. Il s'agit d'une maladie auto-immune causée par un anticorps, actif contre le récepteur de la thyréostimuline (TSH), qui stimule la glande à synthétiser et à sécréter un excès d'hormones thyroïdiennes. Elle peut être familiale et associée à d'autres maladies auto-immunes. La susceptibilité génétique à la GD est également conférée par des gènes de l'antigène leucocytaire humain (HLA) et plusieurs autres gènes qui ne sont pas liés au HLA. Des articles récents décrivent l'association du GD avec le gène CTLA4 **(Yanagawa *et al.*, 1997).**

(Sears et un étudiant de l'UCSB, 1998)

1.21 Signes et symptômes du gd (Mayo. 2006)

•   Perte de poids soudaine

•   Battements de cœur rapides (tachycardie) - plus de 100 battements par minute (battements de cœur irréguliers - arythmie, ou battements de cœur - palpitations.

•   Nervosité

•   Anxiété ou crises d'angoisse, irritabilité

•   Tremblement

•   Transpiration

•   Modification du cycle menstruel

•   Sensibilité accrue à la chaleur

•   Changements dans les habitudes intestinales

•   Formation de goitres

•   Fatigue faiblesse musculaire

•   Difficulté à dormir

➢ **GÈNE CTLA- 4 :** **(Linsley *et.al*, 1992)**

Chromosome: **2** *Entrez Gene cytogenetic band:* **2q33** *Ensembl cytogenetic band:*
2q33.2

Start: **204,558,017** bp from *pter*

End: **204,564,189** bp from *pter*

Size: **6,172** bases.

Chr 2

➢ **LE GÈNE CTLA - 4 ET L'ACTIVATION DES CELLULES T :**

Signal I : le TCR spécifique de l'antigène se lie au ligand costimulateur CD28.

Signal II : CTLA4 (cellule T) se lie à B7 (APC). **(Kotsa et.al., 1997)**

Le polymorphisme du gène CTLA-4 confère une susceptibilité à plusieurs maladies auto-immunes, telles que la maladie de Graves (GD), la thyroïde de Hashimoto (HT), la maladie d'Addison (AD), le diabète sucré insulino-dépendant (DID), l'arthrite rhumatoïde (RA) et la sclérose en plaques **(Kouki *et.al.,2000)*.**

➢ **GÈNE CTLA -4 ET L'HYPERTHYROÏDIE DES GRAVES :**

Park *et al.,* 2000 (Coréens) ; Yanagawa *et al.,* 1997 (Japonais) et Yanagawa *et al.,* 1995 (Caucasiens) ont étudié le polymorphisme A/G du gène CTLA - 4 chez des patients atteints de la maladie de Basedow. La molécule associée aux lymphocytes T cytotoxiques - 4 (CTLA - 4) peut jouer un rôle important dans le développement de l'hyperthyroïdie de Graves et sa rémission **(Heward *et al.,* 1999).** La rémission de la GD est prédite par une diminution régulière des anticorps antirécepteurs de la TSH (TRAb) pendant le traitement par les médicaments antithyroïdiens (ATD) (Propylthiouracil et Methimazole).

Kinjo *et.al, ont* signalé la rémission de la maladie de Basedow après le traitement et le polymorphisme A/G en position 49 dans l'exon 1 du gène CTLA-4 chez des patients japonais atteints d'hyperthyroïdie de Basedow. Les fréquences du génotype GG et de l'allèle G se sont révélées significativement plus élevées chez les patients présentant un TRAb positif persistant que dans les deux autres groupes. Les patients atteints d'hyperthyroïdie de Graves qui ont continué à avoir un TRAb positif après 5 ans de traitement par ATD n'avaient pas le génotype AA. Les patients présentant l'allèle G dans l'exon 1 du gène CTLA-4 doivent poursuivre le traitement ATD pendant plus longtemps pour obtenir une rémission. **Kinjo *et.al.,* (2002).** Les patients atteints de maladie gastro-intestinale présentaient des fréquences plus élevées de l'allèle G (génotype GG) et des fréquences plus faibles (ou l'absence) de l'allèle A (génotype AA) que les témoins. On a signalé que le polymorphisme du gène CTLA-4 était associé à la maladie de Basedow. La rémission de l'hyperthyroïdie de Graves est prédite par une diminution régulière des TRAb pendant le traitement par ATD et **Kinjo *et.al,*** ont rapporté qu'il y a une différence significative (p>0.0001) dans les génotypes G/G, A/G,.A/A et les allèles A et G parmi les patients de Greaves et le contrôle.

Fréquences des génotypes et allèles du polymorphisme A/G en position 49 dans l'exon

1 du gène CTLA-4 chez les patients atteints de la maladie de Basedow et chez les témoins (Kinjo *et.al.,* 2002) :

Genotype	Graves' patients (n = 144)	Control (n = 144)
G/G	50 (34.7%)	26 (23.6%)
A/G	62 (43.1%)	46 (41.8%)
A/A	32 (22.2%)	38 (34.6%)
Allele		
G	162 (56.3%)	98 (44.5%)
A	126 (43.7%)	122 (55.5%)

Wang *et al.* (2004) ont signalé que le SNP A/G à la position 49 dans l'exon 1 du gène de la molécule-4 associée aux lymphocytes T cytotoxiques chez 148 patients chinois atteints de gastroentérite et 171 témoins. Leur objectif principal était de tester l'association de ce SNP avec la **rechute** de l'hyperthyroïdie après le retrait des antithyroïdiens. L'objectif secondaire était d'étudier la relation entre les patients atteints d'hyperthyroïdie et les témoins en fonction des génotypes du SNP. Cette étude a démontré deux points majeurs. Premièrement, le SNP A/G en position 49 dans l'exon 1 du gène CTLA-4 peut influencer la durée de la rémission de l'hyperthyroïdie après le retrait des ATD chez les patients chinois atteints de GD. Deuxièmement, le SNP A/G est fortement associé à un sous-groupe de patients atteints de maladie gastro-intestinale susceptibles d'avoir une rechute précoce. Le taux de rechute à 3 ans était de 74, 42 et 36 % chez les patients atteints de G/G, A/G et A/A respectivement. Cette étude fournit des preuves que le SNP A/G dans l'exon 1 peut être un marqueur utile pour prédire le traitement médicamenteux. Le traitement de la GD peut faire appel à des médicaments antithyroïdiens, à la chirurgie ou à l'iode radioactif. La GD peut être traitée par des ATD tels que le propylthouracil et le méthimazole. La durée du traitement est très variable et peut aller de 6 mois à 20 ans ou plus. Une rémission peut survenir chez 20 à 40 des patients traités pendant 6 mois à 15 ans et l'incidence des rechutes peut atteindre 50 à 60 %.

(Rodriguez *et.al.*, 2003).

> ## MALADIES ASSOCIÉES AU GÈNE CTLA- 4 ET RAPPORTS CONNEXES :

Bednarczuk *et.al.* (2003) ont étudié la distribution du polymérisme CTLA-4 A/G chez 264 patients caucasiens atteints de la maladie de Basedow (GD), dont 95 présentaient une ophtalmopathie. Le groupe témoin était composé d'adultes polonais en bonne santé (n=194), de centenaires polonais (n=51) et de Japonais (n=112). Ils ont rapporté que l'allèle G et le génotype G/G étaient significativement plus nombreux chez les patients caucasiens atteints de GD (48% et 25% respectivement) et chez les patients japonais atteints de GD (69% et 47% respectivement) par rapport au groupe témoin. Il n'y avait pas de différences significatives dans les fréquences de l'allèle G et du génotype G/G chez les patients atteints de GD par rapport aux patients atteints de GD sans ophtalmopathie. Les auteurs ont donc conclu que l'allèle G et le génotype G/G confèrent une susceptibilité génétique à la maladie, que le polymorphisme CTLA-4 A49G est associé au développement de la maladie et que des facteurs non génétiques peuvent contribuer à la maladie dans différentes populations.

La polyarthrite rhumatoïde (PR) est une maladie inflammatoire auto-immune courante qui est généralement associée à une destruction progressive des articulations. La pathogénie est inconnue, bien que l'association du polymorphisme nucléotidique simple (CTLA-4 A/G) dans l'exon 1 du gène de l'antigène des lymphocytes T cytotoxiques-4 (CTLA-4) ait été notée dans l'arthrite rhumatoïde précoce, **Vaidya *et al.* (1999). Le** gène CTLA-4 est un important régulateur négatif de l'activation des lymphocytes T. Il s'agit d'un gène qui est situé sur le noyau de l'ADN. Ainsi, ce gène, qui est situé sur le chromosome 2q33, est un locus candidat pour la PR et d'autres troubles auto-immuns, y compris la DID et la DTA. Bien que de précédentes études cas-témoins dans différentes populations aient suggéré une association possible des allèles CTLA -4 avec la PR. Les résultats de ces études ne sont pas concluants et sont parfois contradictoires. **Vaidya *(et.al. ,2002)* a** démontré une association entre l'allèle G du polymorphisme de l'exon 1 de CTLA-4 (CTLA4A/G) et la PR, qui s'explique largement par la présence d'endocrinopathies auto-immunes. Malgré l'absence d'association significative des allèles CTLA chez les patients atteints de PR sans endocrinopathies auto-immunes, les études fonctionnelles soutiennent un rôle possible du gène CTLA4 dans l'arthrite et d'autres études sont justifiées pour explorer le rôle de CTLA4 dans la pathogenèse de la PR.

Donner *et.al.,* (1997). Le gène CTLA-4 a été impliqué dans plusieurs troubles auto-immuns endocriniens. Le CTLA-4 Ala17 est associé à la DID et à la maladie de Basedow, alors qu'une liaison a été observée pour la DID. Comme ce polymorphisme du codon 17 de CTLA est uniquement diallélique, il est moins sensible dans les études d'association ou de liaison. L'allèle 106bp de ce microsatellite montre une association particulière avec la maladie de Basedow, tant au Japon qu'en Grande-Bretagne. Ce dernier rapport constate également une augmentation de cet allèle chez les patients atteints d'hypothyroïdie auto-immune causée par la thyroïdite de Hshimoto. Leur récent rapport sur le dimorphisme du codon 17 de CTLA-4 à l'HT, où 75 % des patients ont au moins un allèle contenant Ala. La présence d'allèles HLA DQ particuliers n'affecte pas cette association, en revanche, les patients atteints d'HT et de l'allèle prédisposant HLA DQA1 0501 portent, significativement plus souvent, au moins un allèle CTLA4 Ala17. Les résultats génétiques peuvent refléter des différences entre l'auto-immunité thyroïdienne et l'auto-immunité des cellules B ou des surrénales : alors que la maladie de

Basedow et la thyroïdite de Hoshimoto présentent une association plus forte avec l'allèle CTLA-4 Ala17. Le rôle de ce marqueur semble être plus faible dans la DID et la MA. Cela peut être lié aux concepts actuels de la pathogenèse immunitaire.

2 MÉTHODOLOGIE

2.1 ÉTUDE DU GÉNOTYPE

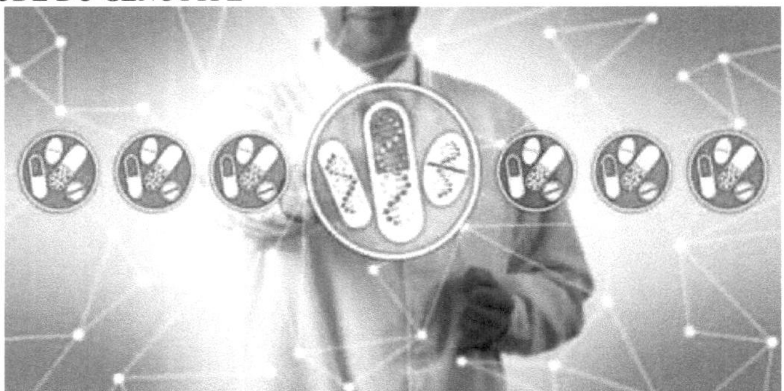

a. Préparation de l'ADN génomique

b. Électrophorèse sur gel d'agarose

c. Réaction en chaîne par polymérase (PCR)

d. Polymorphisme de longueur de fragment de restriction (RFLP)

e. Calcul de la fréquence allélique

f. Analyse statistique

f. __Préparation de l'ADN génomique :__ (Sambrooke *et al.*, 2001) **Réactifs nécessaires :**

❖ Solution saline tamponnée au phosphate (PBS) (voir annexe).

❖ Tampon de lyse des globules rouges (voir annexe).

❖ Tampon de lyse cellulaire (voir annexe).

❖ Acétate d'ammonium (voir annexe).

❖ Alcool isopropylique

❖ 70% d'éthanol

❖ tampon TE (voir annexe).

Procédure :

1.   1 ml de sang a été prélevé dans un tube eppendorff en utilisant une micropipette.

2.   900pl de PBS y ont été ajoutés et centrifugés à 3000 rpm pendant 7 min.

3.   Le surnageant a été jeté.

4.   900ul de tampon de lyse RBC ont été ajoutés au culot et mélangés soigneusement.

5.   Le tout a été centrifugé à 3000 rpm pendant 7 minutes.

6.   Le surnageant a été jeté.

7.   900 pl de CLB glacé ont été ajoutés au culot, bien mélangés et 200 pl d'acétate d'ammonium ont été ajoutés au mélange pour précipiter la protéine.

8.   Le surnageant a été prélevé dans un tube eppendorff contenant 900pl d'Isoproponal.

9.   Le tube a été inversé jusqu'à ce que l'ADN soit précipité.

10.   Ce précipité a été séparé en le faisant tourner à 2500 rpm pendant 5 minutes.

11.   Le surnageant a été jeté et le tout a été séché à température ambiante pendant 30 minutes.

12.   L'ADN a été remis en suspension dans le tampon TE et a été conservé à -20oC.

13.   L'ADN isolé a été confirmé par une électrophorèse sur gel d'Agarose à 0,7 %.

g.   **<u>Analyse électrophorétique de l'ADN :</u>**

L'ADN isolé est confirmé par une électrophorèse sur gel d'agarose.

Réactifs nécessaires :

 ❖ Tampon d'acétate de tris (voir annexe).

 ❖ Colorant de chargement du gel (voir annexe).

❖ Agarose

❖ ETBR (Bromure d'éthidium)

Équipements requis :

Cuve d'électrophorèse avec bloc d'alimentation, appareil de documentation du gel

Procédure :

1.   un gel d'agarose à 0,7 % est préparé avec du bromure d'éthidium

2.   20 pl d'échantillons d'ADN sont chargés dans les puits.

3.   On laisse le gel fonctionner pendant 1 heure à 60v comme tension d'impulsion.

4.   Lorsque le colorant bleu de bromophénol atteint les trois quarts de la longueur du gel, l'alimentation est coupée.

5.   Les bandes d'ADN sont observées à l'aide d'un appareil de documentation sur gel et photographiées.

h.   **<u>Réaction en chaîne par polymérase (PCR)</u>**

      Kouki *et.al.,* (2000), (Kinjo *et.al.,* 2002).

Amplification de l'ADN isolé à l'aide des amorces suivantes : 5'
GCTCTACTTCCTGAAGACCT-3 '(Forward) et 5'

AGTCTCACTCACCTTTGCAG - 5' (inverse). La PCR a été réalisée en utilisant de l'ADN génomique (0,2pg), de la Taq polymérase (1U), 10 pmol de chaque amorce et des dNTP (200pM). Les conditions de la PCR étaient les suivantes : dénaturation initiale à $94°$ C pendant 5 min. Recuit à $57°$ C pendant 45s, extension pendant 30s à $72°$ C dénaturation à $94°$ C pendant 30s (30 cycle). Extension finale pendant 7 min à $72°$ C.

Les amorces et les conditions de la PCR peuvent être utilisées en fonction de la mutation du gène qui nous intéresse (les amorces varient d'une position à l'autre).

PCR mixture (25 µl reaction mix):

D.H$_2$O	=	6 µl
dNTP's mix	=	2.25 µl
Reaction buffer with Mgcl2	=	2.5 µl
Forward primer	=	0.75 µl
Reverse primer	=	0.75 µl
Taq polymerase	=	0.75 µl
Template	=	12 µl

PCR condition used:

Initial denaturation	=	94°C / 7 min	
Annealing	=	55.5°C / 40 sec	
Extension	=	72°C / 30 sec	35 cycles
Denaturation	=	94°C / 1 min	
Final extension	=	72°C / 10 min	

Le produit PCR s'est conformé à 1,8 % d'électrophorèse sur gel d'Agarose. Le produit PCR amplifié a été soumis à une analyse RFLP.

i.   **Polymorphisme de restriction de la longueur des fragments (RFLP) :**

Le produit amplifié est digéré avec l'enzyme de restriction *BbV1 (Bacillus brevis)* (Vanderput *et.al . ,1998)* (Kinjo *et.al.2003)*

Recognition Site:
```
5 ...GCAGC(N)   ....3
3 ...CGTCG(N)     5
```

(Bednarczuk *et.al.,* 2003) 2.5 pl de produit amplifié par PCR digéré avec 10ul de o.5U Bbv1 et incubé pendant 1 hrs à 50° C. L'enzyme coupe la séquence si un G était présent à la position 49. Ceci a été confirmé en utilisant un gel d'Agarose à 2%.

L'enzyme de restriction varie en fonction du site de restriction.

j. **<u>Calcul de la fréquence allélique :</u>**

Lewis. et.al., (1997) La fréquence allélique a été calculée en utilisant l'équilibre de Hardy-Weinberg. En 1908, un mathématicien, H.H. Hardy, et un médecin qui s'intéressait à la génétique, W. Weinberg, ont proposé indépendamment que les fréquences du phénotype et du génotype dans les organismes diploïdes se reproduisant sexuellement puissent être déterminées en appliquant une simple expression algébrique.

$$p + q = 1$$

p = fréquence de l'allèle dominant

q = fréquence de l'allèle récessif

Il est utile de suivre la fréquence de deux allèles d'un gène particulier d'une génération à l'autre. Cet exercice démontre que les principes mendéliens familiers sous-tendent les calculs de génétique des populations de . Il montre également comment et pourquoi les traits dominants ne prennent pas le dessus sur une population, comme cela pourrait sembler logique.

Algebraic Expression	What it means
$P + q = 1$	All dominant allele plus all recessive alleles add up to all alleles for a particular gene in a population.
$P^2 + 2pq + q^2 = 1$	For a particular gene, all homozygous dominant individuals (p2) plus all heterozygotes (2pq) plus all homozygous recessives (q2) and add up to all of the individuals in the population.

3 RÉSULTATS

CONFIRMATION DE L'ADN GÉNOMIQUE PAR L'ÂGE

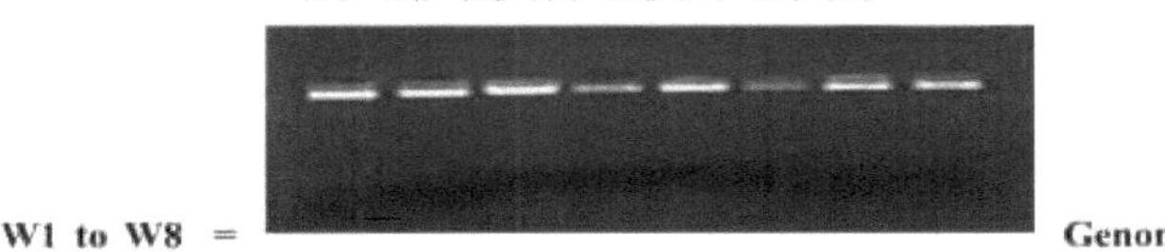

CONFIRMATION DE L'AMPLIFICATION PCR DE L'ADN GÉNOMIQUE

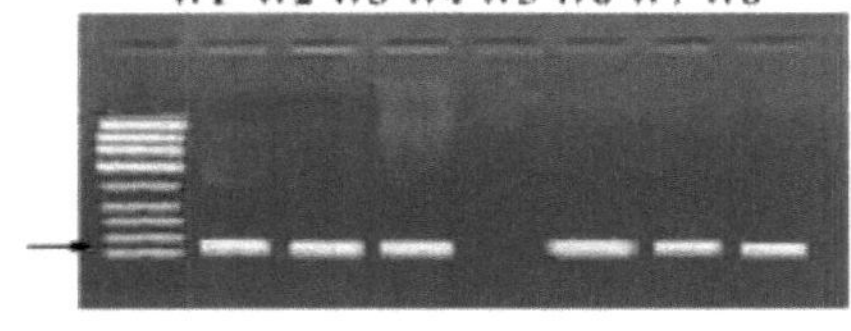

CONFIRMATION DE LA DIGESTION DE RESTRICTION DU PRODUIT PCR AMPLIFIÉ

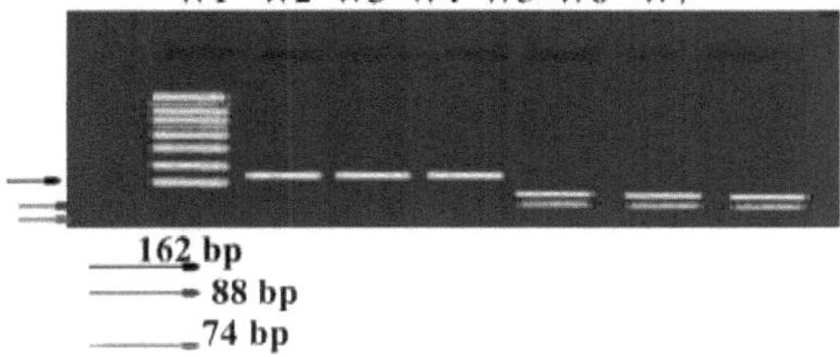

W1 = échelle de 100 pb
W2 - W4 = Normal (A/A)
W5 - W7 = patients GD (G/G)

CHAPITRE 4

4 DISCUSSION

La glande thyroïde est concernée par la croissance et le développement normaux et est responsable de la régulation de la température, du métabolisme, de la production d'énergie et de l'intelligence chez les enfants et les adultes. La thyroïde est une glande en forme de papillon composée de deux lobes encapsulés, situés de part et d'autre de la trachée, et juste en dessous du cartilage du cricoïde **(Guyton. 1991).** Ces lobes sont reliés par un isthme fin et sont composés de follicules thyroïdiens sphériques, qui contiennent l'hormone sous forme colloïdale. La T3 et la T4 sont des hormones actives sécrétées sous le contrôle de la TSH. La T3 est 3 à 4 fois plus puissante que la T4, en fonction du niveau de sécrétion de l'hormone, ce qui entraîne un état d'hypo ou d'hyperthyroïdie. Perte de poids soudaine, battements de cœur rapides (tachycardie) - plus de 100 battements par minute (battements de cœur irréguliers - arythmie, ou battements de cœur - palpitations, nervosité, anxiété ou crises d'angoisse, irritabilité, tremblements, transpiration, changements dans les cycles menstruels, sensibilité accrue à la chaleur, changements dans les habitudes intestinales, formation de goitres, fatigue, faiblesse musculaire, difficultés à dormir, tels sont les symptômes observés chez les patients atteints de gastroentérologie **(Besser *et al.*, 1994).**

En se basant sur le génotype et la fréquence des allèles, ils ont rapporté la relation entre le génotype CTLA-4 et la gravité de la dysfonction thyroïdienne au moment du diagnostic. Les concentrations de T4 libre étaient les plus élevées chez les patients de génotype GG et les plus faibles chez les patients de génotype AA. Les patients atteints de la maladie de Basedow ont plus d'allèles G que les témoins **(Bednarczuk *et.al.*, 2003).** Et aussi la recherche de **Kinjo *et.al*, (2002) a** trouvé, dans ce cas il y a une augmentation du niveau de TRAb augmenté, et ceci mène à la condition d'hyperthyroïdie et au niveau accru de T3 et T4.

L'ADN a été confirmé par électrophorèse sur gel d'Agarose (0,7 %). Cela permet de visualiser facilement les bandes d'ADN. Après l'analyse de l'ADN, l'ADN génomique a été soumis à une PCR et des fragments de 162 pb ont été obtenus. Le produit amplifié de la PCR est digéré avec l'enzyme **Bbv1.** L'enzyme de restriction agit sur la variation G, mais pas sur la variation A. Si un allèle G se trouvait en position 49, deux fragments de 88bp et 74bp ont été obtenus. Les produits PCR ont été détectés par électrophorèse sur gel d'Agarose à 2%.

Le polymorphisme A/G en position 49 dans l'exon 1 du gène CTLA-4 parmi la population de Madurai souffrant d'hyperthyroïdie de Basedow a révélé ce qui suit, les fréquences du génotype GG et de l'allèle G étaient significativement plus élevées chez les patients. Cette étude a démontré que les GD avaient des fréquences plus élevées de l'allèle G (génotype GG) et des fréquences plus faibles (ou absence) de l'allèle A (génotype AA) que le contrôle. La susceptibilité au GD a des composantes génétiques importantes. Les polymorphismes du gène CTLA-4 ont été rapportés comme étant associés à la maladie de Glasgow. La molécule CTLA-4 est un membre de la famille des molécules de surface cellulaire comme le CD28, qui se lie à B7. Le complexe CTLA-4/B7 se complète avec le complexe CD28/B7 et délivre des signaux négatifs aux cellules T, ce qui affecte l'expansion des cellules T, la production de cytokines et les réponses immunitaires, comme l'ont montré **Park *et.al.,* 2000 (Coréens) ; Yanagawa *et al.,* 1997 (Japonais) et Yanagawa *et al.,* 1995 (Caucasiens).** . Cependant, nous ne savons pas comment les polymorphismes du gène CTLA-4 peuvent contribuer au développement de l'hyperthyroïdie des graves.

Trois sites de polymorphisme (polymorphisme A/G dans l'exon 1, polymorphisme C/T dans le promoteur et répétition micro-satellite dans la région 3'-non traduite de l'exon 4) dans le gène CTLA-4 ont été rapportés comme étant associés à des troubles endocriniens auto-immuns. **kinjo *et.al.(2000')*** ont rapporté la relation entre le type de gène CTLA-4 et la sévérité du dysfonctionnement thyroïdien. Au moment du diagnostic, il a été démontré que les concentrations de T4 libre étaient les plus élevées chez les patients présentant le génotype GG et les plus faibles chez les patients présentant le génotype AA. Les patients atteints de GD ont plus d'allèles G que les témoins, ce qui suggère que le génotype GG de CTLA-4 pourrait induire une régulation négative de l'activation des lymphocytes T. Si la fonction du CTLA-4 avec les allèles G à la position 49 dans l'exon 1 était altérée, le CTLA-4 pourrait avoir des difficultés à obtenir une rémission.

Bednarczuk *et.al.*, 2003 ont analysé l'association du polymorphisme CTLA-4 A49G avec la maladie de Basedow I dans la population caucasienne et japonaise. En conclusion, leurs résultats indiquent que l'allèle G de CTLA-4 et le génotype G/G confèrent une susceptibilité génétique à la maladie de Basedow dans la population caucasienne et japonaise.

5 RÉFÉRENCES

1.   Andrade VA, Gross JL et Maia AL. (2001) The effect of methimazole pretreatment on the efficacy of radioactive iodine therapy in Graves' hyperthyroidism : one year follow-up of a prospective randomized study. *J Clin Endocrinol Metab.* **86**:3488-93.

2.   Bednarczuk T, Hiromatsu Y, Fukutani T, Jazdzewski K, Miskiewicz P, Osikowska M et Nauman J., (2003) Association of cytotoxic T-lymphocyte- associated antigen-4 (CTLA-4) gene polymorphism and non-genetic factors with Graves' ophthalmophathy in European and Japanese populations, European *J.of Endocrin.* **148**:13-18.

3.   Benvenga S, Ruggeri RM, Russo A, Lapa D, Campenni A et Trimarchi F., (2001) Usefulness of L-carnitine, a naturally occurring peripheral antagonist of thyroid hormone action, in iatrogenic hyperthyroidism : a randomized, double-blind, placebo-controlled clinical trial. *J Clin Endocrinol Metab.* **86**:3579-94.

4.   Besser GM et Thorner MO., (1998) Clinical endocrinology. 2nd ed. Londres : Mosby-Wolfe,

5.   Burggraaf J, Lalezari S, Emeis JJ, Vischer UM, de Meyer PH et Pijl H, et al. (2001). Fonction endothéliale chez les patients atteints d'hyperthyroïdie avant et après un traitement au propranolol et au thiamazole. *Thyroïde.* **11**:153-60.

6.   Cooper DS., (2005) Antithyroid drugs. *N Engl J Med.* **352**:905-17.

7.   Dale J, Daykin J, Holder R, Sheppard MC et Franklyn JA., (2001) Weight gain following treatment of hyperthyroidism. *Clin Endocrinol (Oxf).* **55**:233-9.

8.   Darras VM, Geyten SV et Kuhn ER, (2000) Thyroid hormone metabolism in poultry. *Biotechnol. Agron. Soc. Environ.* **4**(1) : 13-20.

9.	Dayan CM et Daniels GH., (1996) Chronic autoimmune thyroiditis. *N Engl J Med.* **335**:99-107.

10.	Donner H, Rau H, Walfish PG, Braun J, Siegmund T, Finke R, Herwig J, Usadel KH, Badenhoop K., (1997) CTLA-4 alanine-17 confère une susceptibilité génétique à la maladie de Graves et au diabète sucré de type 1. *J Clin Endocrinol Metab.* **82**(12) 1430-4132.

11.	Franklyn JA, Maisonneuve P, Sheppard MC, Betteridge J et Boyle P (1998) Mortality after the treatment of hyperthyroidism with radioactive iodine. *N Engl J Med.* **338**:712-8.

12.	Guyton, (1991) *Text book of medical physiology,* 1091 - 95.

13.	Heward JM, Allahabadia A, Armitage M, Hattersley A, Dodson PM, Macleod K, Carr-Smith J, Daykin J, Daly A, Sheppard MC, Holder RL, Bernett AH, Franklyn JA et Gough SC., (1999) The development of Graves' disease and the CTLA-4 gene on chromosome 2q33. *J Clin Endocrinol Metab.* 84:2398-2401.

14.	Kinjo Y, Takasu N, Komiya I, Tomoyose T, Takara M, Kouki T, Shimajiri Y, Yabiku K et Yoshimura H., (2002) Remission of Graves' hyperthyroidism and A/G polymorphism at position 49 in Exon 1 of Cytotoxicity T lymphocytes- associated molecules-4 gene. *L'impact de l'Endocri du génome humain.* 8150-8308.

15.	Kinjo Y, Takasu N, Komiya I, Tomoyose T, Takara M, Kouki T, Shimajiri Y, Yabiku K et Yoshimura H., (2002) Remission of Graves' hyperthyroidism and A/G polymorphism at position 49 in exon 1 of Cytotoxic T- lymphocyte-associated molecule-4 gene. *J of clin Endocri and Metab.* **87**(6) : 2593-2596.

16.	Kotsa K, Watson P et Weetman AP., (1997) A CTLA-4 gene polymorphism s associated with both Graves' disease and Hoshimoto's thyroi8ditis. *Clin Endocrinol*

(Oxf). **46**:551-554.

17. Kouki T, Sawai Y, Gardine C.A, Fisfalen M-E, Alegre M-L et Degroot L.J., (2000) Le polymorphisme du gène CTLA-4 à la position 49 de l'Exon 1 réduit la fonction inhibitrice de CTLA-4 et contribue aux pathogènes de la maladie de Graves. *The J of Immun.* **165**:6606-6611.

18. Linsley PS, Greene JL, Tan P, Bradshaw J, Ledbetter JA, Anasetti C et Damle NK., (1992) Coexpression et coopération fonctionnelle de CTLA-4 et CD28 sur les lymphocytes T activés. *J Exp Med.* **11**:294.

19. Mayo. (2006) Hyperthyroid diagnosis and treatment Mayo foundation for medical research (1998- 2006). MayoClinic.com.

20. Mengel MB et Schwiebert LP., (2001) Ambulatory medicine : the primary care of families. 3d ed. New York : Lange Medical Books/McGraw Hill.

21. O'Reilly DJ, Robert A Cowan et Allan Gaw, (2005) Interprétation des tests de la fonction thyroïdienne www.studentbmj.com/back issues/1295/thyroid.htm.,.

22. Park YJ, Chung HK, Park DJ, Kim WB, Kim SW, Koh JJ et Cho BY, ( ) Polymorphisme dans le promoteur et l'exon 1 du gène de l'antigène 4 des lymphocytes T cytotoxiques associé à une maladie thyroïdienne auto-immune chez les Coréens. *Thyroïde.* **10**:453 -459.

23. Peeters RP, M van der Deure W et Visser TJ., (2006) Genetic variation in thyroid pathway genes ; polymorphisms in the TSH receptor and the iodothyronine deiodinase, *J of Endocrinol.* **155**(5):655-662.

24. Rodriguez S, Quinn FB, Matthew W et Ryan W., (2003) Benign thyroid disease. *J Pathol.* 33-34.

25. Roti E et Emerson CH (1992) Clinical review 29 : postpartum thyroiditis. *J Clin*

Endocrinol Metab. 74:3-5.

26. Sears DW et étudiant de l'UCSB (1998) Natasha Marston

20 mars, **tutor.lscf.ucsb.edu/.../figure20-04.htm**.

27. Slatosky J, Shipton B et Wahba H., (2000) Thyroiditis : Differential Diagnosis and Management, *Am Fam Physician.* 61:1047-52,1054.

28. Tajiri J, Noguchi S, Murakami T et Murakami N., (1990) Antithyroid drug-induced agranulocytosis. The usefulness of routine white blood cell count monitoring. *Arch Intern Med.* 150:621-4.

29. Tene C, Zarate A, Basurto L, Islas S, Revilla C et Ochoa R, et al. (2001) Correction de la résistance à l'insuline chez les patients atteints de la maladie de Basedow traités au méthimazole. *Rev Invest Clin.* 53:531-5.

30. Torring O, Tallstedt L, Wallin G, Lundell G, Ljunggren JG et Taube A, et al. (1996) Graves' hyperthyroidism : treatment with antithyroid drugs, surgery, or radioiodine-a prospective, randomized study. *J Clin Endocrinol Metab* 81:2986-93.

31. Vaidya B, Imrie H et Perros P *et.al.,* (1999) The cytotoxic T-lymphocyte antigen -4 is a major Graves disease locus. *Hum Mol Genet.* 8:1195-99.

32. Vaidya B, Pearce S.H.S, Charlton S, Marshall N, Rowan A.D, Griffiths I.D, Kendall-Taylor P, Cawston T.E et Young-Min S.., (2002) An association between the CTLA-4 exon 1 polymorphism and early Rheumatoid arthritis with autoimmune endocrinopathies. *Rheumatology.* 41:180-183. :

33. Wang P-W, Liu R-T, Jou S-H.H, Wang S-T, Hu Y-H, Hsieh C-J, Chen M-C, Chen I-Y et Wu C-L., (2004) Cytotoxic T lymphocyte associated molecule - 4 ploymophism and relapse of Graves' hypethyroidism after Antityroid withdrawal. *J Clin*

Endocrinol Metab. **89**(1) : 169-173.

34.   Wing DA, Millar LK, Koonings PP, Monotoro MN et Mestman JH., (1997) A Comparision of porpylthiouracil and methimazole in the treatment of hyperthyroidism. *J Clin Endocrinol Metab.* **82**:3633-3663.

35.   Yanagawa T, Hidaka Y, Guimaraes V, Soliman M et DeGroot LJ., (1995) CTLA-4 gene polymorphism associated with Graves' disease in a Caucasian population. *J Clin Endocrinol Meta.* . **80**:41-45.

36.   Yanagawa T, Taniyama M, Enomoto S, Gomi K, Maruyama H, Ban Y et Saruta T., (1997) CTLA-4 gene polymorphism confers susceptibility to Graves' disease in Japanese. *Thyroid.* **7**:843-846.

6 ANNEXES

❖ **Solution saline tamponnée au phosphate (PBS)**

100ml de ce tampon sont préparés en mélangeant 0.8g NaCl, 0.2 Kcl, 0.115 g Na2HPO4 et 0.024 g KH2PO4, Ajuster le pH à 7.4 avec du HCl concentré.

❖ **Tampon de lyse des globules rouges (RCLB)**

1,7 g de NH3Cl 1M est dissous dans 20 ml d'eau distillée et 0,1 g de NaHCO3 1M est dissous dans 2 ml d'eau distillée. La concentration finale est portée à 100 ml avec de l'eau distillée.

❖ **Tampon de lyse cellulaire (CLB)**

6,05 g de tris 1M sont dissous dans 50 ml d'eau distillée et le pH est réglé à 8,5. 3,72 g d'EDTA 0,5 M sont dissous dans 20 ml d'eau distillée et le pH est réglé à 8. 1 gramme de SDS 10% est dissous dans 10 ml d'eau distillée. Ajuster le volume final à 100 ml avec de l'eau distillée.

❖ **Acétate d'ammonium**

Acétate d'ammonium 19,21 grammes d'acétate d'ammonium sont dissous dans 50 ml d'eau distillée.

❖ **Tampon TE**

Tampon TE 1,2114 g de Tris et 0,018 g d'EDTA sont dissous dans 50 ml d'eau distillée.

❖ **Tampon TBE :**

Le tampon 5x est préparé en mélangeant 5,4 g de Tris, 2,75 g d'acide borique et 2 ml d'EDTA 0,5 M (pH 8,0) dans 100 ml d'eau distillée stérile, puis dilué à 1x et utilisé pour l'expérience.

❖ **Colorant de chargement du gel**

Le bleu de bromophénol à 0,25 % et le glycérol à 30 % sont mélangés pour préparer le colorant de charge.

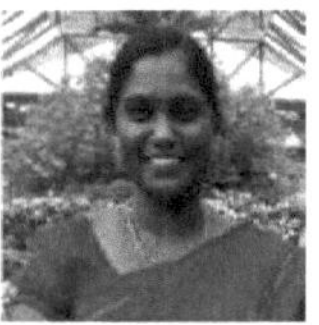

Dr. P. VEERAMUTHUMARI

Professeur adjoint de zoologie, V. V.Vanniaperumal College for Women,

Virudhunagar -626 001 Tamil Nadu, Inde.

Identité du courrier : veeramuthumari@vvvcollege.org ; muthusdream@gmail.com

Dr. P. Veeramuthumari, M.Sc., M.Phil., B.Ed., PGDCA., CSIR - NET., SET., Ph.D., travaillant comme professeur assistant de zoologie, V. V.Vanniaperumal College for Women, Virudhunagar, Tamil Nadu, Inde. J'ai obtenu mon M.Sc., M.Phil., Ph.D., au Lady Doak College, Madurai, Tamil Nadu, Inde. J'ai participé activement à un certain nombre d'ateliers/séminaires intitulés Apiculture, Culture de champignons, Produits faits main à partir de cocons coupés de vers à soie, Apiculture, et Vermiculture, ainsi qu'à un atelier de formation pratique sur les "compétences entrepreneuriales" organisé par notre département de zoologie. J'ai également acquis de l'expérience et j'ai été formé à tous les aspects des techniques biomédicales telles que la PCR (Polymerase Chain), l'ELISA (Enzyme-linked immunosorbent assay) et d'autres techniques de diagnostic moléculaire et immunologique. J'ai publié plus de 15 articles de recherche dans des revues nationales et internationales évaluées par des pairs, approuvées par l'UGC et le Web of Science Journal, et 25 articles présentés et publiés dans des actes de conférences nationales/internationales organisées par divers collèges et universités. Chapitres publiés dans un livre intitulé Chronic Kidney Disease - from Pathophysiology to Clinical Improvements, Croatia, InTech Publisher et New Horizons in Medicine and Medical Research, B P International Publisher. J'ai terminé un petit projet de recherche UGC intitulé "An Assessment of trace elements, minerals and thyroid hormones from tunicates in Tuticorin coastal area". J'ai reçu le Dr. A.R. SETCHI AWARD (prix en espèces) pour la meilleure présentation d'affiche de la société d'endocrinologie de l'Université médicale Sri Venkateshwara, Thirupathi, le BEST ORAL PRESENTATION AWARD - "Insilico analysis of the impact of SNPs/ SNP haplotypes on protein structure and function in Autosomal dominant polycystic kidney disease" du département de zoologie et de botanique, Arumugam Pillai Seethai Ammal College, Thirupathur, le STAR PERFORMER AWARD de V. V.Vannieprumal College for Women, Virudhunagar et Certificate of Excellence in Reviewing Award par Asian Journal of Biology, USA. (SCIENCEDOMAIN).
Réviseur dans NCERT MOOCs, Asian Journal of Medicine and Health, Journal of Pharmaceutical Research International, Cardiology and Angiology : An International Journal, Asian Journal of Research and Reports in Gastroenterology et Asian Journal of Research in Cardiovascular Diseases. Je suis expert externe en matière d'études et d'examens théoriques/pratiques au St. Mary's College, Thoothukudi, Lady Doak College, Madurai, Fatima College, Madurai, The Madura College, Madurai et CEOA Arts College, Kariyapatti.

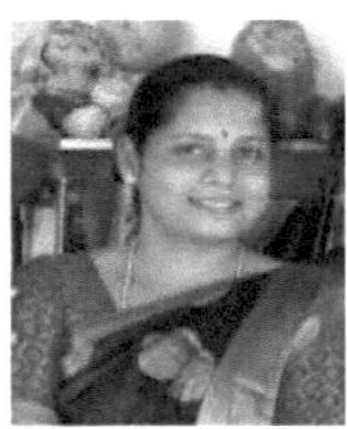

Dr. **Subramanian Anjanapriya**

Auteur correspondant

Professeur adjoint au département de microbiologie

PKN Collège des arts et des sciences

Madurai,

Tamil Nadu, Inde

Courriel : priyanivash1@gmail.com

Accueil/ Orchidée Id : https://orcid.org/0000-0002-3465-6628

Je suis le Dr **Subramanian Anjanapriya et je** travaille comme professeur adjoint au département de microbiologie du PKN College of arts and science à Madurai, Tamil Nadu, en Inde. Mes intérêts de recherche sont la biorémédiation, la gestion des déchets solides municipaux, le dépistage des bactéries résistantes aux métaux et l'expérience de la culture des microalgues - de la ferme aux produits. Je suis le membre scientifique de Green Bubble Algal works, Bangalore.

A publié 13 articles de recherche dans des revues internationales évaluées par des pairs. Il a participé à 10 conférences nationales et internationales organisées par divers collèges et universités et a également fait de nombreuses présentations. Publication d'un livre intitulé "A Critical Bibliographic Review on Paracetamol & Ibuprofen" et d'un chapitre dans un livre intitulé "Environmental Crisis and Sustainable Development : An Educational Perspective". A participé et a été invité à donner une conférence dans le cadre d'un programme de développement de la faculté de trois semaines sur les innovations en matière de recherche dans les sciences biologiques et physiques et a donné une conférence sur la crise de la pollution pharmaceutique dans le monde : A Menace to the Ecosystem". Il a été rédacteur en chef de l'"InternationalJournal of Biology Research" et examinateur du "Journal of Tropical Life Science" de Scopus.

J'ai isolé des bactéries résistantes à neuf métaux et les ai soumises à la banque Gen de NCBI.

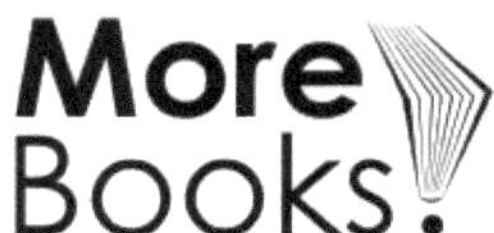

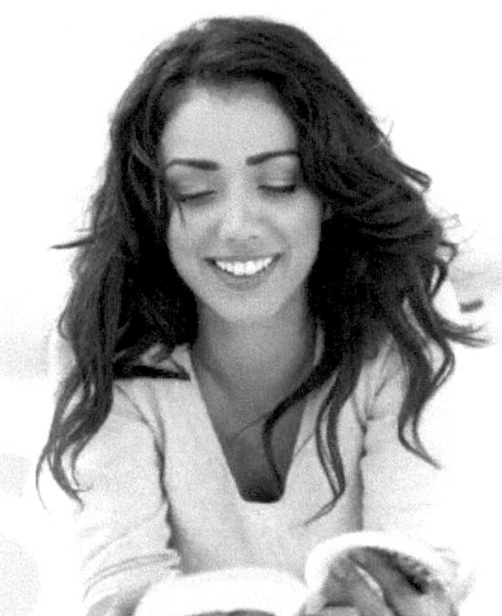

I want morebooks!

Buy your books fast and straightforward online - at one of world's fastest growing online book stores! Environmentally sound due to Print-on-Demand technologies.

Buy your books online at
www.morebooks.shop

Achetez vos livres en ligne, vite et bien, sur l'une des librairies en ligne les plus performantes au monde!
En protégeant nos ressources et notre environnement grâce à l'impression à la demande.

La librairie en ligne pour acheter plus vite
www.morebooks.shop

KS OmniScriptum Publishing
Brivibas gatve 197
LV-1039 Riga, Latvia
Telefax: +371 686 204 55

info@omniscriptum.com
www.omniscriptum.com

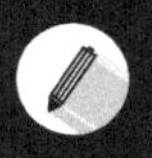

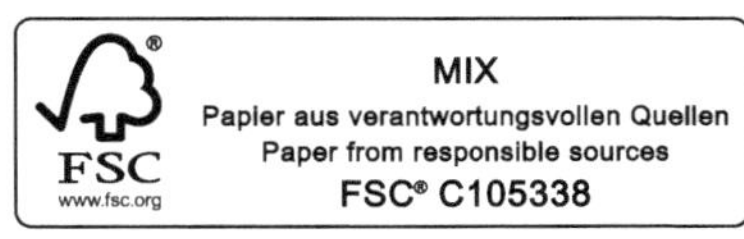

Printed by Books on Demand GmbH, Norderstedt / Germany